I0076703

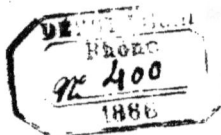

NOUVELLES RECHERCHES

SUR LE CHOIX A FAIRE

ENTRE LE CHLOROFORME ET L'ÉTHER RECTIFIÉ

DANS LA PRATIQUE DE LA MÉDECINE OPÉRATOIRE

Par J.-E. PÉTREQUIN

Ex-Chirurgien en chef de l'Hôtel-Dieu de Lyon, Chevalier de la Légion d'Honneur, etc.

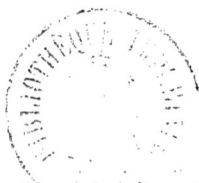

Scientia sanandi, non nocendi est medicina.
Scribonius Largus, præfat.

Il y a dans la science quelques rares sujets d'études qui conservent longtemps le privilége d'offrir un caractère d'actualité persistante et d'intérêt soutenu, par ce qu'ils touchent à de hautes questions de pratique restées en litige, et à de graves problèmes dont la solution importe à la fois au corps médical et à la société tout entière. Telle est, si je ne me trompe, l'anesthésie chirurgicale, qui, en raison des deux procédés différents dont on se sert et des appréciations contradictoires dont ils sont l'objet, appelle de nouvelles recherches et a besoin d'être remise à l'étude et soumise encore à un sérieux examen.

Le chloroforme et l'éther sont en présence ; il s'agissait et il s'agit encore de faire entre eux un choix capable, s'il se peut, de satisfaire à toutes les exigences de l'art, comme à l'intérêt de la société. Dans un premier mémoire (*Acad. des Sciences*, 4 déc. 1865.) je me suis appliqué, pour y parvenir, à retracer leur histoire

1866

médicale et leur fonctionnement respectif, depuis leur introduction dans la pratique de l'art. J'ai fait voir que leurs destinées ont été bien différentes ; et un fait important ressort avec évidence de cette étude, c'est que l'éthérisation a réalisé de notables progrès ; j'ai montré comment on a réussi (et l'école Lyonnaise y a une grande part) à triompher des trois causes principales qui, selon moi, ont surtout nui, dans le début, à la vulgarisation de l'anesthésie éthérique, à savoir : 1° l'imperfection des instruments ; 2° l'impureté de l'éther ; 3° l'inexpérience des opérateurs. Du moment qu'on est parvenu, comme je l'ai exposé, à améliorer et à simplifier l'appareil instrumental, à perfectionner le procédé opératoire, et à purifier l'éther en le rectifiant à 53 ou mieux à 54 degrés, l'éthérisation (qui dans le principe était une opération plus ou moins longue et laborieuse, moins active et moins sûre qu'aujourd'hui, et plus désagréable pour le patient) est devenue une méthode excellente, plus efficace et plus expéditive, et produisant une anesthésie complète, en restant indemne d'accidents.

Pour le chloroforme il n'en a pas été de même : en 1853 MM. Velpeau, Nélaton, Robert, Trousseau, etc., déposaient devant la justice qu'il pouvait occasionner la mort, même quand il était administré selon toutes les règles, et que la science ne possédait aucun moyen certain de prévenir les accidents ni de les enrayer quand ils venaient à se produire. En 1859 M. Giraldès reproduisait la même déclaration devant la Société de chirurgie (7 févr. 1859) ; en 1866 la vérité oblige ses plus zélés partisans à répéter encore le même aveu. Toutes les précautions qu'on avait vantées comme prophylactiques ont été une à une reconnues inefficaces. Les instruments sur lesquels on avait fondé les plus belles espérances, sont aujourd'hui abandonnés ; le procédé opératoire, préconisé comme le meilleur et le plus rationnel, ne met pas à l'abri des accidents, non plus que le choix du chloroforme le plus pur. Dès 1859 M. Giraldès a fait remarquer que sur

54 cas de mort par le chloroforme colligés par Snow, 12 fois on avait employé les appareils et 34 fois l'éponge ou le mouchoir ; dans 8 cas les renseignements étaient incomplets (*Soc. chirurg.*, 7 févr. 1859). En somme la chloroformisation n'a pas, comme l'éthérisation, fait des progrès notables : elle n'offre pas plus de garantie au malade ni plus de sécurité à l'opérateur. Elle continue aujourd'hui, comme par le passé, à faire chaque année un certain nombre de victimes.

En présence de ces faits incontestables, j'ai conclu (et je crois l'avoir préremptoirement démontré) que *l'éther rectifié* devait avoir la préférence sur le chloroforme ; aujourd'hui je vais reprendre cette question sous de nouveaux points de vue. Mais auparavant je dois dire qu'un chirurgien distingué a cru devoir attaquer mes premières conclusions. Comme sa critique ne consiste, ainsi qu'on le verra, qu'en formules et en énoncés qui ne sont guère que de pures assertions, lesquelles attendent leur démonstration, il était naturel de croire que l'auteur ne voudrait pas laisser ce travail au-dessous de ses autres productions, et qu'il ne tarderait pas à lui apporter les preuves qui lui manquent. Il eut semblé peu courtois de se presser de lui répondre, sans lui donner le loisir de se compléter : j'ai donc attendu, mais en vain ; rien n'est venu corroborer son argumentation : nous la prendrons telle qu'elle est insérée dans la *Gazette des hôpitaux* (15 février 1866) ; elle me permettra de discuter à mesure plusieurs des considérations qu'on a cherché à faire valoir en faveur de la même thèse ; mon honorable contradicteur commence par affirmer que « *le chloroforme pur et bien administré ne tue jamais.* » Cette sentence magistrale, déjà formulée par lui en 1852 devant l'Académie des sciences (12 janvier), n'en est pas plus vraie pour être répétée en 1866 ; on peut même dire qu'elle est moins soutenable aujourd'hui qu'à cette époque ; elle est, ce nous semble, de plus en plus passible de très-graves reproches : en prétendant que, *bien administré*, le chloroforme pur ne tue jamais, M. Sédillot a-t-il

songé à la portée de son aphorisme ? Je voudrais pouvoir en douter,
dans son propre intérêt : car c'est porter une accusation formelle
contre tous ceux qui ont la terrible chance de perdre un malade
avec cet agent. Malheureusement le lecteur ne pourra pas plus
hésiter que nous après les paroles suivantes : « lorsque, dit-il,
l'expérience montre exempte de mortalité la pratique des partisans
les plus déclarés de la chloroformisation, tandis que celle des praticiens *peu exercés* en fournit les exemples les plus fréquents, *on
est forcé de voir dans ce résultat autre chose qu'un simple hasard.* »
Ainsi le professeur de Strasbourg s'érige en accusateur public !
Mais est-il bien juste de taxer d'ignorance et d'incurie tous nos
confrères qui ont éprouvé quelque échec ? Tant que les sinistres
n'ont eu lieu qu'entre les mains des dentistes ou de quelques
officiers de santé, les fauteurs exclusifs de la méthode ont eu beau
jeu : ils pouvaient à leur aise soutenir qu'on avait négligé ces
prétendues précautions indispensables qui seules devaient prévenir
toute chance de mort. Mais aujourd'hui la scène a bien changé ;
il faudrait faire porter ces accusations jusque sur les princes de
la science, à qui sans doute mon honorable adversaire n'a pas
la prétention d'en remontrer; pour moi, qui suis personnellement
désintéressé dans le débat puisque j'ai depuis longtemps aban-
donné le chloroforme, je repousse de toutes mes forces ce regrettable système d'argumentation, par ce double motif qu'il n'est
pas dans la vérité et qu'il ferait injustement peser une immense
responsabilité sur tous les opérateurs malheureux. Or quand on
rencontre parmi eux des hommes de premier ordre, qui oserait
dire qu'ils ne savent pas chloroformiser aussi bien que quiconque ?
il suffit de citer, à Lyon MM. Barrier et Bonnet, sans parler de
nos autres collègues ; à Paris MM. Manec, Robert, Marjolin, Richet,
Fano, Jarvavay, etc.; en Allemagne, M. Langenbeck; en Angleterre,
MM. Lawrence, Gorre, Lane, Bryant, etc. De tels noms ne sont-ils
pas eux-mêmes une démonstration que la prétendue infaillibilité
des règles pour l'emploi du chloroforme ne mérite pas de créance ?

M. Robert l'avait déja établi dans son rapport de 1853 : « mais,
s'écriait-il, est-il possible de partager la sécurité de M. Sédillot,
en présence des faits que nous avons rapportés ? Dans tous ces
cas, l'expérience et l'habileté connues des praticiens qui ont employé le chloroforme, sont un garant du bon usage qui en a été
fait..... On ne peut méconnaître qu'en général les règles essen-
tielles ont été scrupuleusement suivies. » Depuis lors les tristes preuves de cette vérité ne se sont que trop multipliées ; puisqu'il le
faut, citons-en quelques-unes qu'on ne pourra récuser.

Obs. 1. Une dame, qui devait être opérée par M. Lawrence, fut
soumise à l'action du chloroforme qui lui fut administré par M. Coote
« *avec toutes les précautions possibles.* » Ces précautions n'empêchè-
rent point qu'en moins de dix minutes la mort ne fut consommée
(*Gaz. méd. Paris*, 1860, p. 129).

Obs. 2. M. Richet devait réduire une luxation de l'épaule chez un
homme fort et vigoureux. On le couche horizontalement; on verse
le chloroforme sur une compresse roulée en cornet ; il en est employé en tout 15 à 20 grammes; l'anesthésie suit sa marche régulière;
on ne constate rien d'anormal dans le pouls, ni la respiration ni le
facies. La résolution obtenue, M. Richet réduit l'épaule, ayant fait
éloigner le chloroforme; tout-à-coup le cœur s'arrête, puis la respiration, et rien ne peut conjurer la mort (*Soc. de Chirurg.*, 19 janvier
1859).

Obs. 3. Quelques mois plus tard (24 nov. 1859) une femme atteinte
également d'une luxation de l'épaule, entre à la Charité dans le service
de M. Manec; le lendemain après des essais infructueux de réduction,
on la soumet à l'inhalation du chloroforme versé peu à peu sur une
compresse. Elle est endormie en une minute ; M. Manec réduit la
luxation et s'éloigne. L'interne s'aperçoit que l'opérée respire mal ;
on s'approche , elle était morte, et rien n'a pu la ranimer. « Tout,
remarque le journaliste, tout a été fait par M. Manec selon les principes admis, et avec la vigilance la plus scrupuleuse : la malade était

couchée ; un aide veillait au pouls, un autre à la respiration, etc. »
(*Gaz. méd. lyon.*, 1859, p. 535.)

Obs. 4. M. Bryant, à l'hôpital de Guy, se proposait d'opérer une
femme d'une fistule vésico-vaginale ; elle fut chloroformisée *selon les*
règles ; le docteur Vielmi constata que la mort fut instantanée ; on
n'avait pas employé 12 grammes de chloroforme en tout (*Gaz. méd.*
lyon., 1862).

Obs. 5. Une femme de 40 ans allait être opérée par M. Gore d'une
tumeur à la mâchoire inférieure. M. Barter la chloroformisa avec
soin : l'anesthésie fut obtenue en six minutes ; l'opération commença ;
par précaution on ajouta un peu de chloroforme, et une minute
après, la malade était morte, avant que l'opération ne fût faite (*British*
med. Journ., 25 juin 1862).

Obs. 6. Un jeune homme de 26 ans, porteur d'un ongle incarné
au gros orteil droit, est chloroformisé par M. Fano (15 oct. 1860) avec
l'assistance du docteur Lombard, qui veille au pouls ; le patient est
couché horizontalement, en face d'une fenêtre ouverte ; on verse un
peu de chloroforme sur de la charpie dans un cornet de papier ; pas
d'effet produit. Nouvelle dose de quelques gouttes : période d'excitation ;
d'ailleurs bon état du pouls et de la respiration ; nouvelle addition de
quelques gouttes : résolution. M. Fano cesse l'inhalation, et pratique
rapidement l'extraction de l'ongle ; alors un gémissement se fait entendre : l'opéré est subitement pâle, sans respiration, sans pouls et
sans battement du cœur ; on s'empresse de faire des aspersions froides,
la respiration artificielle par la pression méthodique du thorax, la
titillation de la luette, la traction de la langue, l'insufflation de bouche
à bouche, etc.; tout fut inutile (A. Forget, *Union médicale*, 18 déc.
1860).

Obs. 7. « Le 1ᵉʳ juin 1865, à l'hôpital Beaujon, M. Jarjavay
soumit un malade, auquel il devait réduire une luxation de l'épaule,
aux inhalations du chloroforme. Celui-ci fut donné *selon les règles*
ordinaires, et lorsque les muscles furent en résolution, la réduction

fut faite avec facilité ; on s'aperçut alors que le pouls avait cessé de battre ; tous les moyens possibles furent mis en usage, mais sans résultat. » (*Mouvement médical*, 10 juin 1865).

Arrêtons ici cette liste funéraire (1) : elle serait trop longue à épuiser ; nous aurons d'ailleurs occasion de la grossir encore, chemin faisant. Après ce qui précède on ne comprend guère que mon honorable antagoniste ait pu croire qu'on verrait un argument victorieux en faveur de sa doctrine dans les paroles suivantes, qui en deviennent au contraire la condamnation : « Pour prétendre que le chloroforme « pur et bien employé peut être suivi de mort et foudroyer les malades « malgré toutes les précautions, il faudrait que ce terrible accident « fût arrivé aux partisans les plus déclarés de la chloroformisation. » Certes, c'est-là précisément un fait de notoriété publique aujourd'hui ; et vouloir le contester, ce serait nier l'évidence. Que sont donc, je le demande, les opérateurs précités, sinon des *partisans declarés* du chloroforme ? et comment pourrait-on appeler autrement ceux qui font un usage exclusif de cet agent ? aussi tous ces revers prennent-ils une signification décisive contre le savant professeur ! il n'a que l'embarras du choix pour le temps et les lieux : car les sinistres continuent partout avec le chloroforme en 1865 et 1866, comme en 1848 et 1849 ; c'est l'impression navrante de ces premières années qui

---

(1) On lira plus loin les faits de MM. Langenbeck, obs. 9. Marjolin obs. 18. Lane obs. 21. Gore obs. 23, etc. Voici celui de M. Robert qui, n'ayant pas été reproduit par l'auteur dans son rapport de 1853, ni cité par d'autres, que je sache, est resté peu connu :

Obs. 8. En juin 1848 un jeune homme de 24 ans, d'une forte corpulence, est admis à l'hôpital Beaujon pour une plaie par arme à feu, que M. Robert jugea nécessiter une désarticulation de la cuisse ; on le chloroformisa ; après 3 à 4 minutes, il survient quelques spasmes, puis une résolution rapide dont M. Robert profita pour tailler un lambeau antérieur ; il y eut un peu d'hémorrhagie (1 palette environ) ; nouvelle inhalation : en quelques secondes la respiration s'embarrasse, la face devient livide, les yeux tournés en haut, le pouls insensible ; l'opération est suspendue, et durant trois quarts d'heure on fait de vains efforts pour empêcher la mort d'être définitive (*Acad. de médec.* 11 juillet 1848).

amena la conversion de MM. Barrier et Bonnet : je tiens à le dire à leur honneur ; et puissions nous bientôt en voir d'autres suivre leur noble exemple !

Cette première partie de l'aphorisme de M. Sédillot n'est donc pas soutenable ; voyons s'il sera plus heureux pour la seconde. Si le chloroforme *pur* ne tue jamais, c'est donc *l'impur* qui est coupable ! mais alors il fallait nous dire quelles sont ces impuretés qu'on peut réellement accuser de tout le mal ; c'était le moyen de nous instruire et de nous convaincre. On se borne, — c'est sans doute plus commode, mais moins scientifique, — à laisser entendre que tout accident suppose un chloroforme *impur*, sans expliquer pour quoi ni comment. Or nous voyons qu'en 1849 les recherches de MM. Soubeiran et Mialhe, ne signalaient qu'une huile pyrogénée, non toxique : « la substance qu'on a accusée des plus graves accidents est une huile pyrogénée, jaunâtre, d'une saveur âcre et nauséeuse, etc. » (*Journ. de pharmac.*, 3ᵉ série, t. XVI). « Mais, concluait M. Mialhe, nous ne sachons pas qu'en dehors de son âcreté et de son odeur nauséabonde, cette huile puisse exercer sur l'économie une action délétère ; tout au plus pourrait-elle amener des vomissements ;... à plus forte raison son mélange avec le chloroforme n'aura-t-il pas des suites plus fâcheuses. » D'autre part, M. Robert a porté à la doctrine que nous combattons, un coup terrible dont en réalité elle ne peut pas se relever : « Les faits, disait-il, les faits sont là qui contredisent l'assertion de M. Sédillot : ainsi dans l'observation de M. Gorré, le chloroforme analysé par M. Regnault professeur de chimie au collège de Boulogne, a été trouvé bien purifié ; dans celle de M. Vallet, d'Orléans, l'analyse a révélé la même pureté ; il en a été de même dans l'affaire de Strasbourg ; enfin dans le fait de M. Barrier, l'analyse chimique a démontré la pureté du chloroforme, contenu dans un *flacon qui avait servi*, quelques minutes auparavant, *à endormir une jeune fille chez laquelle tout s'était passé régulièrement.* » De mon côté j'ajouterai que dans le cas de M. Triquet, le chloroforme, sorti de l'officine de M. Mialhe, était bien pur.

Ainsi donc, d'une part il n'est pas du tout démontré que ce soit la présence de matières hétérogènes dans le chloroforme qui soit la cause réelle de la mort, et, d'autre part, il reste acquis avec la dernière évidence que sa purification parfaite ne met nullement à l'abri des catastrophes. En 1853 M. Devergie déclarait devant la justice que « le chloroforme pur tue comme poison. » En 1859 M. Giraldès proclamait devant la Société de chirurgie que « la mort peut arriver, il faut en avoir la triste conviction, même quand le chloroforme est pur, même quand il est administré avec toutes les précautions de rigueur par les chirurgiens les plus expérimentés. » (Séance du 7 février 1859). Et aujourd'hui plus que jamais, telle est encore l'expression de la vérité.

Certes, dans une discussion de faits et de principes, on est assez mal venu à ne tenir presque aucun compte des premiers, et à s'abstenir de démontrer les seconds, en se bornant à procéder par affirmation. Espérons qu'on ne viendra plus répéter cette assertion, souvent réfutée, et plus souvent encore démentie par les faits, que « le chloroforme pur et bien administré ne tue jamais. » Ce paradoxe méritait doublement d'être combattu en ce qu'il est erroné et qu'il est dangereux, car il pourrait inspirer une sécurité trompeuse et pleine de périls.

Notre tâche se trouverait terminée s'il ne convenait de discuter aussi quelques autres passages. Arrêtons-nous un instant sur les deux propositions suivantes :

« 1° Toutes les fois qu'on a recours au chloroforme, la question de « vie ou de mort se trouve posée ;

« 2° Le chloroforme pur et bien employé ne tue jamais. » —Voilà, si je ne me trompe, deux conclusions qui ne s'accordent guère : nous avons vu que la clinique n'admettait pas la seconde ; je ne crois pas que la logique s'accommode davantage de son union à la première : si en effet une question de vie ou de mort est posée chaque fois qu'on chloroformise, la conséquence forcée est assurément que le chloroforme peut tuer quelquefois ; et nous sommes assez de cet avis. Si , au contraire, le chloroforme ne tue jamais, il n'est plus vrai de dire qu'on pose une question de vie ou de mort chaque fois qu'on s'en sert. Je laisse à l'auteur le soin de concilier ces idées, et je passe à un autre point.

Parmi les phrases finales, j'ai remarqué la suivante : « l'anesthésie « chloroformique..... ajoute aux ressources de la chirurgie, *sans en* « *diminuer la sécurité.* » Mais, sans parler des sinistres nombreux connus dans la science et dont il ne tient pas compte, l'auteur oublie qu'il a, quelques lignes plus haut, reconnu au chloroforme « *des effets progressifs vraiment périlleux.* » Il oublie qu'il vient de formuler cette effrayante conclusion « qu'une question de vie ou de mort se pose chaque fois qu'on chloroformise. » Il oublie enfin ce que lui-même déclarait à l'Académie de médecine, le 31 octobre 1848 : « Jusqu'à présent je n'ai perdu aucun malade ;.... mais plus d'une « fois j'ai eu l'impression terrible de me demander *si le patient n'était* « *pas mort !.* » Nous voyons que, déjà dix mois auparavant, il avouait à l'Académie des sciences (10 janv. 1848) qu'il avait éprouvé cet effroi *à deux reprises ;* et alors il n'y avait pas encore deux mois qu'il avait fait son premier essai de chloroformisation (15 nov. 1847). Nous ne savons combien de fois cet accident lui sera arrivé de nouveau pendant les 18 ans qui se sont écoulés depuis lors ; mais à coup sûr cela suffit pour infirmer quelque peu l'énoncé si affirmatif du savant professeur. Je demande si un esprit impartial peut réellement croire à cette prétendue sécurité, quand il lit ce résumé de l'excellent rapport de M. Robert, fait par lui-même, au sujet des cas de mort dont on accusait le chloroforme en 1853 : « Tous les individus étaient jeunes, le plus âgé n'ayant que 45 ans ; tous étaient d'une bonne santé ;.... plusieurs avaient été précédemment soumis avec succès à l'emploi du chloroforme ; chez tous l'inhalation..... a été de courte durée. La dose de chloroforme administrée est au-dessous de la moyenne, et varie entre 15 à 20 gouttes et 7 à 8 grammes ;.... toujours la mort a été très-rapide et presque instantanée. » Voilà quel est le degré de sécurité qu'on peut espérer avec ce terrible agent !

Notre adversaire conseille, il est vrai, des moyens qu'il regarde

comme prophylactiques : « Il faut, dit-il, veiller avant tout à la liberté
de la respiration, et rendre les inhalations intermittentes, afin d'en
prévenir les effets progressifs vraiment périlleux. » Mais je réplique-
rai que l'auteur se réfute lui-même, en ajoutant de suite : « Le
« chloroforme possède la remarquable propriété de *continuer son*
« *action sur l'économie après la cessation de son emploi.* Nous avions
« montré en 1848 que la mort pouvait frapper les animaux chloro-
« formisés, *dont la respiration et la circulation ne semblaient ni sus-*
« *pendues ni compromises,* et qui succombaient néanmoins abandon-
« nés à l'air libre, malgré la suspension des inhalations chlorofor-
« miques. » Ce triste résultat n'est pas moins évident dans la pathologie humaine : « Chez tous les opérés, dit M. Robert dans son
rapport, la respiration était normale au moment où ils ont été sidérés;
chez quatre d'entre eux, le pouls était plein, et chez plusieurs la
contractilité musculaire avait conservé toute son énergie : voyez en
effet Maria Stock, tenant elle-même le mouchoir sous son nez jusqu'au
moment où elle s'écrie « *J'étouffe,* » et meurt. (obs. 33). Puis c'est
Madame Labrune, repoussant l'opérateur, lui faisant comprendre
par signes qu'elle n'est pas assez endormie, et tombant foudroyée
après 3 ou 4 inspirations de plus (obs. 35). » Il est de fait que dans
beaucoup de cas la plus grande surveillance ne saurait donner une
véritable sécurité ; la mort est alors si rapide qu'on n'a plus rien
à surveiller qu'un cadavre.

M. Sédillot pense tourner la difficulté en écrivant : « l'indication
« est évidente, il faut interrompre les inspirations anesthésiques
« avant la résolution musculaire et en surveiller les effets. » Nous
venons de voir qu'avec la meilleure surveillance l'opérateur n'a
réellement aucune garantie certaine ; et nous devons ajouter que
ces inhalations intermittentes et cette anesthésie incomplète sont
peu en harmonie avec le passage suivant, que l'auteur cite lui-même
en le tirant de sa propre médecine opératoire, au sujet des opérations faites par M. Lustreman sur des blessés épuisés par le scorbut,
la diarrhée, la suppuration, etc. « Ces pauvres moribonds, en-

« envoyés de Crimée à Constantinople, plaçaient dans une am-
« putation tardive leur dernière chance de salut..... Ils étaient
« anesthésiés dans leur lit, portés à la salle d'opérations, amputés,
« pansés avec la lenteur que commandait une disposition excep-
« tionnelle aux hémorrhagies, reportés dans leur lit, *sans que la*
« *chloroformisation fût un instant suspendue.* Ainsi même dans
« les cas où la vie semble prête à s'éteindre, une *anesthésie complète*
« *peut-être prolongée longtemps sans danger.* » Après cela je suis
surpris, je l'avoue, qu'on en vienne à conclure : « il ne saurait
donc rester aucun doute sur la possibilité de conjurer les dangers du chloroforme. » Je m'en étonne ; car enfin, voilà des règles
qu'on proclame indispensables ; puis on cite à l'appui des faits
où précisément elles n'ont pas été suivies ! qu'est-ce que cela prouve,
sinon qu'elles ont pu être impunément transgressées ?

Tout cela n'empêche pas l'auteur de considérer comme démons-
trative son exposition en faveur du chloroforme contre l'éther :
il semble, en terminant, entonner un chant de victoire ; « l'art
s'élève et progresse en surmontant les difficultés ; il s'arrête et
rétrograde, s'il cède à la peine d'en triompher. » Voilà qui est
clair : nous ne sommes que des arriérés ! nous arrêtons l'art !
c'est là une tactique vulgaire : on taxe ses adversaires de *rétro-
grades*, et tout est dit. Mais cela ne persuade pas le lecteur sérieux ;
et cette tactique n'est pas digne de l'habile chirurgien de Strasbourg.
Nous voudrions en vain douter que ces paroles soient à notre
adresse ; il nous raille le plus agréablement qu'il peut. « La chi-
« rurgie lyonnaise ne se croit pas seulement en possession de
« la vérité ; elle s'imagine l'avoir découverte ! » qu'aurait-elle
à voir, selon lui, dans l'éthérisation ? « Tous les chirurgiens
« l'ont vantée, applaudie et pratiquée. Quels seraient dès lors les
« droits de revendication de l'école lyonnaise ? » Je vais le lui
apprendre. Il aurait pu le voir de lui-même dans mon premier
mémoire ; les gens qu'on attaque ont au moins le droit d'exiger
qu'on les lise avant de les critiquer. Certes c'est la moindre des

choses, quand on ne s'occupe pas d'une question personnelle et qu'on s'applique à écrire dans un intérêt général. Puisqu'il en est autrement, que le savant professeur nous permette de discuter avec lui une de ses maximes favorites : « Avec le chloroforme « on peut pratiquer une foule d'opérations impossibles avec « l'éther. » Eh bien ! la chirurgie lyonnaise a appris à entreprendre et à accomplir avec *l'éther rectifié* ces opérations que le chirurgien de Strasbourg déclare impraticables ; et c'est bien là quelque chose. Je ne sache pas que les habiles collègues qui m'ont succédé à l'Hôtel-Dieu, aient trouvé impossible avec l'éther aucune des opérations qu'on peut aborder avec le chloroforme. Or c'est un hôpital général où l'on opère un peu plus qu'à Strasbourg ; car on y traite annuellement de 14 à 15,000 malades. Je ne connais pas d'hôpital en France (et je n'en excepte aucun) où l'on pratique chaque année un aussi grand nombre d'opérations en tout genre. La chirurgie lyonnaise a su faire de cette éthérisation, qu'elle a remise en honneur quand ailleurs on l'abandonnait, et que l'on condamne aujourd'hui en certains lieux faute de l'avoir assez étudiée, a su faire, disons-nous, une excellente méthode qui satisfait à tous les besoins de la grande chirurgie ; qui ne fait pas poser cette terrible question de vie et de mort comme le chloroforme, car elle ne porte pas atteinte à l'existence des malades ; qui donne une entière sécurité à l'opérateur et au patient, car ils sont certains l'un et l'autre de réussir sûrement : avantage inappréciable que nos adversaires ne peuvent nous disputer ; qui enfin anesthésie, sinon aussi vite, du moins tout aussi bien et tout aussi complètement que la chloroformisation sans en avoir les dangers. Tels sont les titres de la chirurgie lyonnaise : elle les a conquis en améliorant et en simplifiant l'appareil instrumental, en faisant purifier l'éther et en perfectionnant le procédé opératoire ; elle les a conquis en se dévouant à tout ce qu'exige la question de philanthropie qui domine ici tout ce qu'on peut dire sur l'anesthésie, et en s'appliquant à sauvegarder la dignité de l'art et l'intérêt sacré des malades qui lui confient leur existence. Le respect suprême de la vie des hommes est sa loi ; elle voudrait contribuer par son exemple à restreindre de plus en plus le nombre des sinistres qu'on doit chaque année au chloroforme et qui sont comme une tache dans les annales de la médecine !

Ceci posé, rien à nos yeux ne saurait mieux compléter le parallèle du chloroforme et de l'éther, ni mieux déterminer le choix qu'on doit faire entre eux, que d'entreprendre une étude comparative des impuretés qu'ils peuvent contenir, de la nature spéciale de leur action, des accidents qu'ils entraînent, etc. — Commençons par l'éther. J'ai énoncé qu'au début, on n'avait pour l'éthérisation qu'un éther médicinal à 56 degrés et plus ou moins impur ; on l'a contesté ; on a voulu prétendre qu'on avait tout d'abord opéré avec un éther à 65 degrés et très-pur ; on a ajouté que M. Jackson l'avait recommandé lui-même. Il est aisé de refaire l'histoire après coup. Je ne nie pas que l'éther à 64 et à 65° ne fût connu en chimie ; la question n'est pas là ; mais je maintiens qu'en 1847 on ne vendait, dans les pharmacies, qu'un *éther médicinal à* 56° ; et il ne me sera pas difficile de le prouver. Ainsi en 1836 M. Guersent établit catégoriquement le fait, dans le *Dictionn. de méd.* en 30 vol. (XII-40) : « l'éther médicinal marque 56° à l'aréomètre de Baumé. » En 1839 M. Galtier l'indique de même dans son *Traité de matière médicale* (t. II, p. 563) ; en 1843, M. Bouchardat le répète dans son *Formulaire magistral.* Enfin en 1847, M. Soubeiran le consacre dans son *Traité de pharmacie* (t. II. p. 627) : « l'éther *médicinal...* marque 56° à l'aréomètre de Baumé. » D'ailleurs il ne pouvait en être autrement : c'était la règle *officinale* prescrite par le CODEX qui régit la pharmacie et dont l'édition latine de 1818 et l'édition française de 1837 s'accordent à fixer le chiffre de 56° ; faisons remarquer qu'on ne voyait, qu'on ne cherchait pas un degré plus élevé : « Les éthers qui marquent moins de 56° sont rectifiés par une nouvelle distillation. » (Codex, 1837). Ainsi le seul alors en usage était *l'éther médicinal* ;

notez bien qu'il n'est pas question d'un autre dans les lettres de
M. Jackson à l'Académie des sciences en 1847, ni dans les premiers essais des chirurgiens anglais (*Gaz. méd. Paris*, 1847, p. 41),
ni dans les premières communications des chirurgiens français
comme MM. Malgaigne, Laugier, Gerdy, Velpeau, Roux, Cloquet,
Blandin, etc. (*Acad. de méd.*, 12 et 25 janv.; 2 févr. ; *Acad. des
scien.* 1ᵉʳ févr., etc.), ou des physiologistes comme MM. Longet
(*Acad. de méd.*, 9 févr.), Flourens, Mandl (Acad. des scien., 8 mars)
etc.; certes nous n'avons pas oublié les difficultés de détail qu'il
a fallu vaincre pour faire purifier cet éther médicinal et le rectifier
à 63 ou 64°.

On sait que l'éther est le produit de la réaction de
l'acide sulfurique sur l'alcool ; les principales impuretés qu'on
y trouve proviennent de cette opération elle-même ; ainsi il peut
contenir de l'eau, de l'alcool hydraté, de l'huile pesante de vin,
des huiles empyreumatiques, de l'acide sulfureux et parfois des
traces d'acide sulfurique, etc. L'huile de vin peut se décomposer
à la longue et faire prendre à l'éther une réaction acide qu'on
attribue à l'acide sulfureux. On admet aussi que la présence de
l'air dans les flacons où l'on conserve l'éther est capable, avec
le temps, de décomposer ce dernier en partie, de manière à donner
lieu à de l'eau et à de l'acide acétique. L'huile de vin et surtout
les huiles empyreumatiques et l'acide sulfureux ôtent à l'éther
son odeur vive et suave et sa saveur fraîche et aromatique. Agité
avec de l'eau, l'éther prend l'aspect d'une liqueur trouble quand
il renferme de l'huile de vin ou des huiles empyreumatiques. Les
acides acétique et sulfureux, et les traces d'acide sulfurique quand
il y en a, se décèlent en rougissant le papier bleu de tournesol ;
l'acide sulfurique se reconnaît en particulier à sa réaction sur les
sels de baryte. Pour purifier l'éther, on le lave , soit à l'eau qui
s'empare des acides et où il est peu soluble lui-même puisqu'il
en exigerait pour cela dix fois son volume, soit mieux encore avec
une solution étendue de potasse caustique qui sature tous les acides ;

puis on le distille sur de la chaux au bain-marie ; étant très-volatil, puisqu'il bout à 35°, il s'échappe le premier ; on laisse au fond de la cornue l'huile pesante de vin qui ne bout qu'à 280°, l'eau, l'alcool hydraté et les acides convertis en sels par la potasse. L'éther pur doit avoir 63 à 64, même 65° ; s'il est plus faible, on le soumet à une seconde distillation. En somme, on voit que dans *l'éther médicinal* il n'y a rien de vraiment délétère : ces impuretés pourraient rendre l'éthérisation laborieuse, désagréable, compliquée de nausée et d'excitation nerveuse, mais non essentiellement dangereuse. D'ailleurs elles disparaissent toutes par le lavage, qu'on fait suivre d'une ou deux distillations poussées jusqu'à rectification suffisante.

Il reste à faire comparativement l'autre partie de notre examen. On sait que le chloroforme est le produit de la réaction du chlorure de calcium sur l'alcool. Ses principales impuretés lui viennent de cette opération elle-même ou de sa décomposition spontanée. Il peut contenir de l'alcool, de l'eau chlorée, de l'acide hypochloreux et chlorhydrique, de l'éther, des huiles hydrocarbonées, de l'aldéhyde, des substances fixes, etc. MM. Pelouze et Frémy, dans leur *Traité de chimie* (1865, t. V, p. 502) énoncent qu'il suffit, pour avoir du chloroforme pur, de le laver à l'eau et de le distiller au bain-marie. MM. Barreswil et A. Girard dans leur *Dictionnaire de chimie industrielle* (1862, t. II, p. 368) entrent dans quelques développements de plus : on lave d'abord le chloroforme avec de l'eau additionnée de carbonate de soude pour enlever le chlore, l'aldéhyde, l'alcool et saturer les acides ; par le repos le chloroforme se sépare en une couche insoluble qui se précipite au fond du liquide ; on le décante, et on le lave de nouveau jusqu'à ce qu'il marque 48° à l'aréomètre de Baumé. Alors on carbonise les huiles et les impuretés organiques avec l'acide sulfurique qu'enlève un dernier lavage ; après quoi on distille le chloroforme au bain-marie sur une solution de carbonate de soude pour saturer les acides qui auraient pu échapper ; pur il bout à 61° ; sa densité est de 1,480 à 18°. — M. A. Chevalier, dans son *Dictionnaire des altérations et falsifications* (2ᵉ édit., 1854, t. I, p. 212) ajoute des détails spéciaux : on reconnaît la présence du chlore et des acides chlorhydrique et hypochloreux à l'aide du nitrate d'argent qui précipite le chloroforme qui contient l'un de ces corps. En outre le papier bleu de tournesol est rougi par le chloroforme qui contient de l'acide chlorhydrique, et blanchi par celui qui contient de l'acide hypochloreux, etc. — L'importance de cette question m'a déterminé à entreprendre avec M. Émile Chevalier pharmacien-chimiste à Lyon, une série d'expériences (2) desquelles

---

(2) En voici le résumé : nous avons fait agir un fragment de sodium sur un peu de chloroforme placé au fond d'un tube ; il a fait dégager beaucoup de petites bulles gazeuses ; mais, en fait d'impuretés, cela prouve seulement qu'il s'y trouve un corps oxygéné décomposable qui cède son oxygène au sodium, sans rien préciser d'ailleurs sur le nombre de ces corps ni leur nature: or ce peut être de l'eau, de l'alcool, de l'éther, de l'acide acétique, de l'acide formique, etc. : toutes substances qui ne sont ni toxiques ni bien dangereuses.

La plupart des substances qu'on accuse d'altérer le chloroforme étant solubles dans l'eau, nous avons lavé 500 grammes de chloroforme avec 15 centimètres cubes d'eau distillée. Cette eau de lavage avait une réaction acide : de quel acide cela venait-il ? — Dans une portion, mise à part, on a versé une solution de nitrate d'argent qui n'a donné aucune réaction ; ce qui indique l'absence du chlore et des acides chlorhydrique et hypochloreux. Ce même liquide, traité alors par l'ébullition, a fourni un faible précipité brun (argent réduit) : cette réaction pouvait dépendre tout aussi bien de l'aldéhyde que de l'acide formique. — Pour trancher la question, nous avons pris une autre portion de l'eau de lavage que nous avons saturée par une solution étendue de soude caustique ; l'évaporation a laissé un résidu cristallisé en aiguilles, lequel, dissous dans un peu d'eau distillée, a pris un beau rouge avec une goutte de perchlorure de fer : c'est là une réaction commune aux acides acétique et formique, il restait à spécifier, duquel des deux il s'agissait : une autre portion de cette même solution, traitée par le nitrate d'argent, a donné un volumineux précipité cristallin qui, par l'ébullition, a viré au brun noir ; réaction distinctive de l'acide formique. — Toutefois, pour apprécier ce qui dans ce précipité cristallin pouvait tenir à l'acide acétique, nous avons, nous basant sur l'action dissolvante que l'ammoniaque exerce sur l'acétate d'argent, ajouté deux gouttes d'ammoniaque et le précipité cristallin s'est dissous en partie en sorte que la liqueur s'est éclaircie ; mais il est resté un léger résidu brun (argent réduit) : preuve évidente de la présence simultanée des acides acétique et formique. — Pour ce qui est de l'aldéhyde, une portion de l'eau de lavage, après

il résulte que le chloroforme du commerce que nous avons essayé ne contient ni alcool, ni éther, ni chlore, ni acide chlorhydrique ou hypochloreux. Il renfermait un peu d'acide formique et d'acide acétique, et des traces d'aldéhyde Quant aux composés de méthyle dont on a fait tant de bruit, M. Létheby qui les a signalés, avoue lui-même qu'il n'y a pas en chimie de réactifs pour

---

avoir été saturée par la soude pour fixer l'acide formique à l'état de sel, a été soumise à la distillation : la vapeur arrivait dans un tube à boule contenant une solution étendue de nitrate d'argent, laquelle n'a rien perdu de sa transparence : seulement la surface aqueuse en contact avec les vapeurs, a paru faiblement brunir ; l'ébullition n'y a rien changé ; il en résulte que, s'il y a de l'aldéhyde, elle ne s'y trouve qu'en proportion insignifiante ; nous avons contrôlé le fait par des expériences directes : nous avons versé un peu d'aldéhyde dans du chloroforme qui a été divisé en deux parts : dans la *première* une solution de nitrate d'argent a, sous l'influence de la chaleur, donné lieu à un précipité brun ; la *seconde* a été lavée à l'eau ; après quoi la solution de nitrate d'argent n'a plus rien produit dans le chloroforme lavé, tandis que dans l'eau de lavage elle a déterminé le précipité caractéristique, preuve évidente que le lavage à l'eau suffit pour enlever l'aldéhyde, quand il y en a.

Un peu de chloroforme agité dans un tube de verre avec un fragment de chlorure de calcium, n'a pas fait changer d'aspect ce dernier : ainsi il n'y avait pas d'eau. — Quelques cristaux d'acide chromique ont, dans le chloroforme, produit une solution transparente, sans changer de couleur, c'est-à-dire en lui imprimant leur nuance rouge ; ainsi il n'y avait pas d'alcool. En effet, l'addition d'un peu d'alcool a amené de suite un trouble manifeste par la réduction de l'acide qui a acquis une teinte verte. — L'éther diminuerait la densité du chloroforme et le rendrait inflammable ; ce qui n'avait pas lieu. — Enfin, quant aux composés de méthyle qu'on a signalés comme très-dangereux, M. Letheby, qui a appelé l'attention sur ce point, ayant reconnu que la chimie ne possède pas jusqu'ici de réactifs propres à les faire découvrir, la prudence veut qu'on attende avant de juger. Toutefois il y aurait surtout à craindre leur présence si l'on fabriquait le chloroforme avec l'alcool méthylique ou esprit de bois, ce qui n'a pas lieu ; d'ailleurs, même en admettant leur existence comme possible, je me bornerai à faire remarquer que le double lavage suffirait à en débarrasser : ainsi je lis dans le *Traité de chimie* de MM. Pelouze et Frémy (1865, V-485) que le chlorure de méthyle est soluble dans l'eau qui en dissout deux fois et demi son volume ; que pour l'éther méthylique c'est bien mieux encore, l'eau pouvant en dissoudre 37 fois son volume (V-481) ; que le sulfate de méthylène se décompose sous l'influence de l'eau en acide sulfométhylique qui forme avec les bases des sels solubles dans l'eau (V-483) et en alcool méthylique ou esprit de bois qui est soluble dans l'eau en oute proportion (V-474) etc.

les déceler ; il est donc prudent d'attendre pour se prononcer ;
seulement il serait présumable, nous l'avons dit, qu'on n'en trouverait qu'autant qu'il serait fabriqué avec l'esprit de bois ou alcool
méthylique, ce qui n'a pas lieu dans la seule usine que MM. Barreswill
et A. Girard disent connaître en France.

En résumé, il n'y a rien dans tout cela d'aussi terrible qu'on voulait nous le faire croire ; évidemment ce qu'il y a de plus délétère,
c'est le chloroforme lui-même ; s'il tue, ce n'est pas parce qu'il est
impur, c'est parce qu'il est de sa nature un poison ; ses propriétés
toxiques, les expériences sur les animaux les mettent en relief avec
la dernière évidence, non moins que la pathologie humaine. M. Cantu
a fait remarquer dès le principe que la moitié des grenouilles qu'il
chloroformisait finit par succomber malgré tous les moyens employés
pour les rappeler à la vie, tandis que ce fâcheux résultat n'arriva
presque jamais ou du moins très-rarement lorsqu'il les *éthérisait*.
(*Gaz. méd. Paris*, 1848, p. 998). M. Sédillot a lui-même constaté ainsi
le fait devant l'Académie des sciences (10 janvier 1848) ; « les avan-
tages du chloroforme lui paraissent compensés par des inconvénients
qu'il croit utile de signaler : lorsqu'on cesse les inspirations d'éther,
le degré d'anesthésie produit *peut se prolonger*, mais il *ne paraît pas
s'aggraver*. Il n'en est plus de même avec le chloroforme : la pâleur,
la petitesse du pouls, la faiblesse des inspirations, le refroidissement
vont en augmentant d'une manière alarmante *après qu'on en a cessé
l'emploi* » (*Gaz. méd. Paris*, 1848). Plus tard, devant l'Académie
de médecine (31 oct. 1848), il déclarait (et je me plais à invoquer ici
son témoignage) que dans les accidents mortels dus au chloroforme
il y autre chose qu'une asphyxie pure et simple : « chez plusieurs
animaux rendus insensibles par le chloroforme, après avoir suspendu
l'inhalation j'ai été fort surpris de voir l'action des vapeurs anesthésiques continuer, et les animaux succomber ; *c'est là une différence
essentielle entre l'éther et le chloroforme.* » (*Gaz. méd. Paris*, 1848).
Oui, sans aucun doute, c'est là une différence essentielle, une différence
si capitale qu'il ne saurait y en avoir de plus grande et de plus décisive ;

les expériences et les faits cliniques n'ont cessé depuis 18 ans de venir déposer dans le même sens : on y voit qu'une atteinte profonde est portée aux centres nerveux. Aussi même dans les cas heureux, d'ailleurs exceptionnels, où la mort apparente ne reste pas définitive, quelles angoisses pour l'opérateur ! on en jugera par le fait suivant :

Obs. 9. Un homme de 58 ans, que M. Langenbeck se disposait à opérer d'une tumeur de la région mastoïdienne, est couché et « *chloroformisé avec précaution ;* » mais à peine a-t-on consommé environ 7 grammes de l'anesthésique, que la respiration devient pénible et bientôt s'arrête malgré les aspersions, les frictions, l'ammoniaque, etc.; M. Langenbeck insuffle, sans résultat, de l'air avec une sonde poussée dans le larynx; le pouls s'arrête 2 minutes après la respiration ; la face est cadavéreuse. Alors l'opérateur fait la trachéotomie ; il ne s'écoule point de sang ; on souffle de l'air dans la trachée, puis on refoule le diaphragme pour imiter la respiration. Au bout de quelques minutes le pouls revient un peu, puis la respiration ; le sang qui commence à suinter de la plaie, s'écoule dans la trachée, mais sans produire de toux ; l'électricité, mise en jeu, n'améliora point ce triste état de choses ; c'était une lutte désespérée ; cette scène navrante ne dura pas moins *d'une heure et demie ;* alors seulement eut lieu le premier accès de toux qui expulsa un peu de mucus sanguinolent. Toutefois l'opéré ne reprit pas ses sens; il fut atteint de crampes violentes, de grincements de dents, etc.; il ne revint à lui que le lendemain. On put fermer la plaie de la trachée ; la respiration fut rétablie par le larynx. (*deutsche Klinik,* 1859 ; *Gaz. méd. Paris,* 1860, p. 732).

Le malade a réchappé, cela est vrai ; mais une chloroformisation qui, en réclamant comme ressource suprême une opération supplémentaire grave, compromet ainsi doublement l'existence du patient, ne devient-elle pas par là même une véritable calamité ? C'est pour cela que j'ai cru pouvoir la classer parmi les sinistres. Notez bien que l'opération principale, pour laquelle le chloroforme a fait courir tant de dangers, n'a pas été faite ! Ajoutons enfin que la trachéotomie ne mérite pas une grande confiance, car elle a été pratiquée d'autres fois et a complètement échoué ; et malheureusement il en a été de même de presque tous les moyens vantés comme prophylactiques ou curatifs. Nous savons que M. Langenbeck lui-même n'a pas été aussi heureux dans un autre cas.

Il en est qui ont cru que l'habitude de la boisson devait donner ici, comme pour l'éther, une sorte de tolérance ; ils se trompaient :

Obs. 10. *Le British medical journal* (10 nov. 1861) relate le fait d'un homme de 50 ans qu'on s'apprêtait à opérer d'une tumeur hémorrhoïdale ; on employa peu à peu et en deux fois 8 grammes de chloroforme ; puis on ajouta 40 gouttes, et la mort eut lieu rapidement, avant l'opération ; c'était un buveur.

Aujourd'hui l'opinion la plus générale est que l'alcoolisme est une contre-indication (Sanson).

Tout le monde s'est accordé à dire et à répéter que les sujets forts et vigoureux résistaient parfaitement; parmi les nombreux accidents qui donnent à cette hypothèse un démenti formel, je me bornerai à citer ceux qui suivent :

Obs. 11. M. Spence devait pratiquer une excision articulaire pour une fracture compliquée du bras droit, chez un marin dans la force de l'âge (41 ans) ; c'était le 26 septembre 1863 ; on employa environ 2 drachmes de chloroforme, et il succomba rapidement, avant l'opération *(Brit. med. journ.* 1863 *; Gaz. méd. Lyon*, 1863, p. 466).

Obs. 12. Le même journal rapporte que le lendemain, à l'hôpital St-Georges de Londres, avait lieu un autre cas de mort par le chloroforme dans des conditions analogues ; ce qui provoqua une enquête.

Obs. 13. *Le British medical journal* (10 mai 1862) raconte encore qu'un autre marin fut chloroformisé pour l'extirpation d'une glande : c'était un homme fort et robuste, sain et bien constitué ; il succomba rapidement à l'action du chloroforme, avant toute opération *(Gaz. méd. Lyon,* 1862, p. 266).

Obs. 14. M. Roock allait enlever le testicule à un mulâtre de sgmn p="dr_vn">138 RECHERCHES NOUVELLES

45 ans, homme vigoureux. Avec 20 gouttes il n'y eut aucun effet ; avec 20 autres gouttes l'anesthésie commença ; on en mit 20 de plus pour opérer, le mulâtre succomba rapidement pendant l'opération (*Medic. Times*, 1861).

Obs. 15. Un soldat, âgé de 25 ans, d'une forte constitution, est chloroformisé (20 déc. 1852) par M. Vallet, d'Orléans, pour l'ablation de deux kystes de la joue ; on verse un gramme de chloroforme sur une éponge, puis au bout d'une minute quatre autres grammes qui, en moins de quatre minutes, font tomber le patient dans un état d'immobilité insensible ; on commence l'opération ; bientôt la respiration se suspend, et rien ne put conjurer la mort, ni les aspersions froides, ni les frictions, ni l'insufflation de bouche à bouche, ni la trachéotomie, ni le galvanisme du cœur, etc. N'oublions pas que ce malade avait déjà été soumis avec succès aux inhalations de chloroforme.

Je n'en finirais pas si je voulais reproduire toutes les observations de ce genre ; le malade de M. Richet *(obs. 2)* et tant d'autres n'étaient-ils pas également dans d'excellentes conditions de force et de santé ? C'est donc encore ici une illusion détruite !

J'ai souvent entendu dire que les enfants jouissaient d'une résistance ou mieux d'une immunité spéciale ; on va voir ce qu'il faut en penser ! l'importance du sujet m'a déterminé à mettre sous les yeux du lecteur des faits propres à motiver son jugement.

Obs. 16. Il s'agit d'une rétention d'urine consécutive à la scarlatine chez un petit malade de 4 ans 1/2, admis à la clinique chirurgicale de l'université de Berlin ; l'agitation de l'enfant ne permettant pas de pratiquer le cathétérisme, il fut chloroformisé rapidement ; et 2 à 3 minutes après, la respiration se suspendit brusquement , sans qu'aucun moyen, ni l'acupuncture ni l'excitation électrique immédiate du cœur, etc., aient pu ranimer la vie. (*Berlin klin*, mars 1866; *Gaz. méd. Lyon*, 16 mai 1866).

Obs. 17. M. Hermann Friedberg veut opérer un enfant de 4 ans d'une tumeur à la paupière. On verse 3 grammes au plus de chloroforme sur une éponge ; au bout de 2 minutes le pouls devient très-petit, la respiration s'arrête brusquement ; aspersion d'eau froide, ammoniaque, etc.; après 2 ou 3 minutes le pouls disparait complète-ment, la face devient cadavéreuse : respiration artificielle, par la compression méthodique de l'abdomen ; mais le diaphragme ne réagit pas. Après 3 minutes d'essais infructueux, M. Friedberg fait agir un appareil à induction : les réophores sont appliqués, l'un sur le nerf phrénique là où le muscle omo-hyoïdien côtoie le bord externe du sterno–mastoïdien, et l'autre sur le 7e espace intercostal, en l'en-fonçant vers le diaphragme. La faradisation est faite tantôt à gauche, tantôt à droite, en continuant d'ailleurs la respiration artifi-cielle ; ce ne fut qu'au bout de 20 minutes que l'enfant entr'ouvrit les yeux ; puis la figure reprit une teinte naturelle, et on put achever l'opération (*Gaz. méd. Paris*, 1860, p. 720).

C'est peut-être le seul exemple de succès du galvanisme, moyen que nous avons déjà vu et que nous verrons encore échouer complétement dans tant d'autres cas ! M. A. Forget disait avec beaucoup de sens à cette occasion : « Nous félicitons notre confrère allemand d'avoir si heureusement réussi, en lui souhaitant toutefois de n'avoir pas à renouveler un semblable miracle. » (*Union médicale*, 18 déc, 1860.)

Obs. 18. Le 5 février 1859, M. Marjolin chloroformisait à l'hôpital Ste-Eugénie, une petite fille de 7 ans 1/2, atteinte d'une coxalgie qu'il voulait traiter par le redressement de l'articulation suivant la méthode de Bonnet de Lyon. Elle mourut subitement, après qu'on eut employé, en deux reprises, 4 grammes seulement de chloroforme. Tout fut inutile pour la rappeler à la vie (*Société de chir.*, 7 févr. 1859).

Obs. 19. M. Kidd rapporte qu'une jeune fille de 8 ans , affectée de strabisme, fut soumise à l'action du chloroforme pendant 3 à 4 minutes. Tout à coup elle devint pâle, et succomba rapidement (*The Lancet*, 1858 ; *Gaz. méd. Paris*, 1860).

Obs. 20. Un cas analogue de mort par le chloroforme arriva à l'hôpital ophthalmique chez un autre enfant de 8 ans à qui l'on faisait l'opération du strabisme. On attribua la mort à une paralysie subite du cœur par le chloroforme *(Med. Times and gaz.* 1858 ; *Gaz. méd. Paris,* 1860.

Obs. 21. M. Lane devait faire une opération d'autoplastie à la lèvre chez un enfant de 8 ans, dans l'hôpital de Ste-Mary de Londres. Le chloroforme fut administré avec soin « par M. Edward qui depuis « 8 années était chloroformisateur dans cet hôpital, qui avait anes- « thésié sans accident près de 3,000 malades, et qui avait acquis une « très-grande expérience. » En moins de 10 minutes, l'enfant était morte, avant que l'opération fût terminée. *(British med. Journ.,* 16 nov. 1861).

Obs. 22. Le Northampton Herald (voyez aussi The Lancet 1858) raconte qu'un enfant succomba rapidement après avoir respiré du chloroforme sur un mouchoir. On lui administrait cet anesthésique pour obtenir l'immobilité dans une lésion traumatique d'un orteil.

Obs. 23. M. R. Lee devait opérer un enfant de 11 ans, à Bowestes, pour une lésion traumatique du gros orteil. On fit des inhalations de chloroforme ; en quelques minutes l'anesthésie était complète. Le pouls tomba tout à coup, la face devint livide, et en moins de 10 minutes, l'enfant était mort, malgré tout ce qu'on put faire *(Gaz. méd. Paris,* 1860, p. 99).

Obs. 24. Le 19 mai 1865, un garçon de 13 ans devait subir l'extirpation de l'œil à l'hôpital ophthalmique. On le soumit à des inhalations de chloroforme ; la mort fut rapide ; elle eut lieu avant la fin de l'opération *(British med. journ.* 3 juin 1865 ; *Gaz. méd. Lyon).*

Ainsi donc l'enfance n'est point épargnée, comme on l'avait prétendu ; encore une autre illusion détruite ! les faits parlent trop haut pour laisser aucun doute. Toutefois j'ai voulu, pour donner plus de poids encore à mes conclusions, avoir l'avis de M. Berne, ex-chirurgien en chef de la Charité de Lyon ; voici sa réponse : « Les enfants que j'ai opérés ont tous été soumis à l'éthérisation ; *jamais je n'ai eu aucun accident.* — En entrant à l'hospice de la Charité, j'avais trouvé cette opinion que « chez les enfants la chloroformisation était bien tolérée. » Un jour mon prédécesseur m'avait convié à assister à une opération chez un enfant ; mais peu s'en fallut que notre collègue n'eût à enregistrer un nouveau cas de mort par le chloroforme ; le petit malade toutefois put être rappelé à la vie , mais avec quelles angoisses et quelle peine !. — Averti du danger et considérant comme de nulle valeur cette assertion que *chez les enfants la chloroformisation serait moins grave,* je n'hésitai pas à abandonner complètement cette méthode. — J'avais été témoin, pendant mon séjour à l'Hôtel-Dieu de Lyon, de trois cas de mort par le chloroforme, et j'aurais cru faillir aux sentiments d'honnêteté et de philanthropie en employant ce mode d'anesthésie pour mes malades. » — Telle est aussi, selon nous, la conclusion à laquelle la voix de l'expérience et du temps doit forcément conduire tout esprit impartial, mu à la fois par l'intérêt de l'humanité et par celui de la dignité de l'art.

Voyons maintenant si l'adolescence sera mieux épargnée que l'enfance :

Obs. **25.** M. Gore se disposait à opérer un garçon de 15 ans à l'hôpital de Bath ; la mort fut très-rapide, après deux spasmes ; tout fut impuissant à le sauver, affusions froides, ammoniaque, respiration artificielle, galvanisme, etc. *(British med. journ.* 16 nov. 1864).

Obs. **26.** Une fille de 17 ans allait subir une opération pour une lésion traumatique. Elle fut chloroformisée avec toutes les précautions voulues ; elle succomba peu après qu'on eut commencé les inhalations *(Gaz. méd. Lyon,* 1863, p. 466).

Obs. **27.** Le malade qui, le 24 janv. 1849, mourut par le fait du chloroforme dans le service de M. Barrier, était un jeune homme de 17 ans, auquel il s'agissait de pratiquer la désarticulation du médius droit ; la mort eut lieu en 4 à 5 minutes ; on n'employa que 7 à 8 grammes de chloroforme (Robert, *Rapport à la Soc. de chirurg.,* 1853).

Obs. **28.** M. Reeling, dentiste à Epsom, endort un jeune homme avec le chloroforme pour lui arracher une dent ; l'extraction fut faite, mais l'opéré mourut rapidement *(Gaz. méd. Paris,* 1860, p. 129).

Obs. **29.** M. Bedford se préparait à opérer un jeune homme de 20 ans. On lui fit respirer 1 drachme de chloroforme, sur de la charpie, en prenant tous les soins nécessaires ; après 4 à 5 minutes on ajouta 1/2 drachme et l'on commença l'opération, durant laquelle on mit 1/2 drachme de plus, pour endormir un reste de sensibilité : il respirait librement, le cœur battait bien. On versa encore 20 minims, pour achever l'opération ; bientôt on le vit pâlir, le pouls s'arrêta subitement. On essaya en vain, pendant 1 heure 1/4, tous les moyens possibles, notamment la respiration artificielle ; rien ne put conjurer la mort (*The Lancet*, 1859 ; *Gaz. méd. Paris*, 1861, p. 132).

En voilà assez pour faire voir que l'adolescence a largement payé son tribut, comme l'enfance. Et en effet je calcule qu'elles composent ensemble le *tiers* des accidents mortels dans la statistique de M. Grisp, et même la *moitié* dans celle de M. Giraldès où, pour être exact, il faut comprendre 3 jeunes filles dont il ne précise pas l'âge :

	Crisp, 1852.	Giraldès, 1853.
De 1 à 10 ans	} 6 cas de mort.	1 } plus 3 jeunes filles,
10 à 20		6 } et 2 jeunes femmes.
20 à 30	4	5
30 à 40	5	4
40 à 50	2	2

A l'égard de la vieillesse, il n'y a pas eu de contestation ; et quant à l'âge adulte, M. Sanson montre, d'après une statistique de 51 cas de mort *(western med. and surg. society)* que c'est l'âge de 30 à 40 qui en fournit le plus grand nombre. Il établit qu'on compte généralement 2 hommes pour une femme (*Gaz. méd. Lyon*, 1861, p. 244).

Ainsi donc ni l'âge, ni le sexe, ni la meilleure constitution, ne donnent de motifs de sécurité (3). On a vu plus haut qu'on n'en

---

(3) Cette vérité gagne du terrain ; nous devons noter ici l'aveu catégorique que vient de faire M. Wecke : « il va sans dire que la *sécurité* avec laquelle le chi-« rurgien procède aux divers temps des opérations lorsqu'il fait usage de l'éther,

trouvait pas davantage dans l'appareil instrumental, ni dans la pureté du chloroforme, ni (ceci est triste à dire), ni dans l'habileté opératoire de celui qui anesthésie : à côté des noms recommandables cités dans ce mémoire à l'occasion de quelque sinistre, on ne peut oublier que M. Edward qui avait acquis une très-grande expérience en chloroformisant dans les hôpitaux de Londres près de 3,000 malades sans aucun revers pendant huit années, n'en a pas moins vu périr entre ses mains habiles un enfant que devait opérer M. Lane (obs. 21).

Les observations qui suivent montreront qu'on n'a pas non plus de garantie certaine dans les faibles doses de chloroforme, ni dans l'habitude que le malade peut avoir déjà de ce moyen, ni enfin dans la courte durée de l'anesthésie :

Obs. 30. Un homme vigoureux de 40 ans se fait une fracture comminutive de la jambe dans une chute de cheval. On fait un simulacre de chloroformisation ; après 4 à 5 inspirations, la circulation et la respiration s'arrêtent subitement, et la mort a lieu d'une manière très-rapide *(Gaz. méd. Lyon,* 1861*).*

Obs. 31. Le *Glasgow Herald* nous apprend qu'un jeune australien fut soumis à l'action du chloroforme pour un ongle incarné. « Ce malheureux jeune homme ne l'eut pas plus tôt inhalé qu'il expira » *(Gaz. méd. Paris,* 1849*).*

Obs. 32. Dans l'hôpital de Wesminster, un homme de 44 ans, fut soumis à l'inhalation du chloroforme pour l'ouverture d'un abcès au périnée. Tout à coup il suffoqua et succomba rapidement *(The lancet,* 1859*).*

Obs. 33. Le fait de M. Gorré, de Boulogne, concerne une demoiselle de 30 ans, d'une bonne santé, à laquelle, pour opérer l'incision d'un

---

« *n'existe jamais avec le chloroforme.* » (*Bullet. thérapeut.,* 30 mai 1866). M. Wecker ajoute : « Nous croyons que l'éther doit avoir la préférence, puisqu'il « paraît avéré qu'il a bien moins occasionné d'accidents que le chloroforme. — « Tous les reproches adressés à l'éther (rectifié) sous prétexte qu'il met beaucoup « plus de temps à produire l'anesthésie et ne la rend jamais absolue, sont assuré- « ment injustes. »

abcès, on fait respirer 15 à 20 gouttes de chloroforme sur un mouchoir ; en moins d'une minute elle pâlit, la respiration s'embarrasse,
et elle meurt malgré tous les efforts des hommes de l'art.

Obs. 34. Le fait de M. Triquet de Paris est relatif à un homme de
34 ans, qui fut chloroformisé le 17 février 1853, pour l'opération
d'une tumeur à la joue. La mort fut foudroyante ; elle eut lieu au
début même des inhalations ; on n'avait employé qu'environ 2 grammes de chloroforme.

Obs. 35. Une dame de 33 ans, d'une bonne santé, est chloroformisée par M. de Confévron, en présence d'un dentiste appelé pour
l'extraction d'une dent. On place sur un mouchoir un bourdonnet de
coton imbibé d'un gramme de chloroforme. L'anesthésie s'établit peu
à peu ; pour la rendre complète, la malade qui a l'habitude de l'opération ayant déjà été endormie avec succès, fait rapidement 4 ou 5
larges inspirations : aussitôt la face devient pâle, les traits altérés, la
tête renversée en arrière ; le pouls s'arrête, puis la respiration. Tous
les efforts pour la rappeler à la vie restèrent sans résultat. *(Gaz. hôpitaux,* 1849).

Obs. 36. A l'hôpital Ste-Mary, un homme de 36 ans était préparé
à l'opération. Il s'agissait d'une coxalgie avec demi-flexion ; on
employa l'appareil de Snow où l'on versa 4 grammes de chloroforme ;
au bout d'une minute, il survint un spasme ; on enleva, puis on remit l'appareil, en ajoutant seulement 2 grammes de plus ; la mort
fut presque instantanée, et rien n'y put faire obstacle, ni la respiration artificielle, ni le galvanisme, ni l'acupuncture du cœur, etc. Il
faut noter qu'ici la mort a eu lieu avant la résolution musculaire
(British medic. journ., 11 janv. 1862).

Obs. 37. En 1852, une dame de Strasbourg, âgée de 36 ans, d'une
forte constitution, est soumise pour l'extraction de quelques dents,
à l'action du chloroforme qu'on verse sur un mouchoir. L'anesthésie
est très-prompte ; on arrache vite trois dents ; mais la malade avait
cessé de vivre. On n'avait employé que 3 grammes de chloroforme
(Rapport de M. Robert).

Obs. 38. Le Dᵣ Mayer, d'Ulm, rapporte l'observation d'une dame de 32 ans, d'une constitution forte, qui le 27 juin 1852 fut soumise par le dentiste Fisher, à l'action de 25 gouttes de chloroforme sur une éponge entourée d'un mouchoir. Après 4 à 5 inhalations, la face devint bleue, les yeux hagards, et la mort eut lieu dans un instant très-court. Les aspersions froides, l'insufflation de l'air, la respiration artificielle, les excitants de la peau, la titillation de l'arrière–gorge restèrent sans succès (Robert, *Rapport*, 1853).

Il serait superflu de produire un plus grand nombre de faits (4) ; il suffit de rappeler que beaucoup de ceux qui précèdent ont la même signification : cette rapidité de la mort est spécialement signalée chez la jeune fille de l'observ. 26 ; chez la malade à qui M. Richet remit l'épaule luxée, obs. 2 ; chez la petite fille à qui M. Marjolin réduisit également une luxation de l'épaule, obs. 18 ; chez le buveur de l'observ. 10 ; chez le jeune homme qu'endormit le dentiste d'Epsom, obs. 28 ; chez le marin qui devait subir l'extirpation d'une glande, obs. 13 ; chez cet autre marin à qui M. Spence devait pratiquer une résection articulaire et qui mourut avant l'opération, obs. 11, etc.; il est noté expressément que la mort eut lieu en 4 à 5 minutes chez l'opéré de M. Barrier, obs. 27 ; et en 3 à 4 minutes chez l'enfant de 4 ans qui souffrait d'une rétention d'urine, obs. 16 ; et chez la petite fille de 8 ans que M. Kidd voulait opérer du strabisme, obs. 19 ; la

---

(4) Disons un mot des statistiques : pour la chloroformisation qui est restée à peu près stationnaire depuis 1848, on peut relever les éléments de statistique dès le début. Mais pour l'éthérisation, dont les premiers temps ont été consacrés à accomplir de notables progrès, il ne doit plus en être de même : en établissant les tableaux, comme on a le tort de le faire, sur la période d'essai et de tâtonnement, c'est les condamner d'avance à l'erreur et à la nullité ; évidemment on ne peut bien juger ce mode d'anesthésie que depuis qu'on a simplifié l'appareil instrumental, perfectionné le procédé opératoire, enfin fait purifier et rectifier l'éther. Or ces perfectionnements, réalisés à Lyon dès 1850, ne furent guère vulgarisés ailleurs que vers 1852 : la statistique, pour être juste et vraie, ne devra donc partir que de cette époque où l'éthérisation a été définitivement constituée et s'est élevée au rang de méthode réglée.

malade de M. Manec avait été endormie en une minute et la vie
s'éteignit en un clin d'œil, obs. 3 ; la mort paraît avoir été comme
foudroyante chez le sujet de l'observ. 6 qui avait un ongle incarné, et
surtout chez la femme que M. Bryant se disposait à opérer d'une fis-
tute vésico-vaginale, obs. 4, etc. — Assurément il n'est pas besoin de
tant de preuves pour établir que le chloroforme peut tuer parfois à
faible dose et en peu d'instants ; je suis le premier à reconnaître que
les observations que j'ai colligées n'ont pas toutes la même valeur, et
que la critique pourrait en contester certains détails. Mais il ne faut
pas oublier que mille faits *négatifs* ne sauraient détruire un seul fait
positif ; je maintiens à fortiori que les derniers groupés ici en grand
nombre forment par leur réunion un ensemble imposant et irréfu-
table, bien propre à entraîner la conviction.

La statistique générale donne des résultats effrayants : en 1853,
M. Baudens avouait déjà 80 cas de mort, et, selon M. A. Forget, le
chiffre réel s'élevait à 85. En 1859, M. Barrier proclamait devant la
Société de médecine de Lyon, que ce chiffre montait à plus de 200.
M. Diday a compté que, de 1859 à 1864, c'est-à-dire dans l'espace de
6 ans, il y a eu, en Angleterre seulement, 21 nouveaux cas de mort
enregistrés par la presse, ce qui en suppose au moins autant d'inédits.
Quand on calcule d'après ces bases ce que le chloroforme a dû entraîner de sinistres depuis 1847, l'imagination s'épouvante du total auquel on arrive à cette heure pour le monde entier (5).

---

(5) Dès 1849 M. Strambio, présageant que les revers du chloroforme seraient
suivis de beaucoup d'autres, n'hésitait pas à écrire : « Il serait temps maintenant
qu'on fulminât une interdiction contre le chloroforme comme anesthésique.....
Cette série par trop nombreuse de malheurs consécutifs à l'inhalation chloroformique, doit appeler l'attention des hommes et des journaux qui se sont faits obsti-
nément les hérauts et les champions de cette invention... — Pourquoi repousser
les leçons de l'expérience achetée à si haut prix ? » (*Gaz. méd.* Paris, 1849,
p. 128). — En 1859, M. Diday émit aussi le vœu d'une interdiction et d'un blâme. — En 1865, M. A. Forget a proclamé de nouveau qu'il y avait lieu, en
saine logique, de renoncer désormais à l'emploi du chloroforme dans la
pratique chirurgicale, et de lui préférer l'éther qui est loin d'avoir les mêmes
dangers.

S'il se rencontrait dans la matière médicale une autre drogue quelconque à laquelle on put imputer la moitié seulement des résultats désastreux qui sont le triste apanage du chloroforme, je le demande, que ne dirait-on pas de ceux qui s'obstineraient, par le regrettable emploi de cette drogue malfaisante, à compromettre l'existence de leurs malades, et qui, sourds aux avertissements de la mort qui frappe autour d'eux, refuseraient de lui substituer son succédané naturel, doué de la même vertu, d'une action à peine plus lente, mais n'offrant plus les même périls ? L'opinion médicale ne s'élèverait-elle pas avec énergie contre tous ceux qui, par une aussi vicieuse pratique, continueraient à exposer leurs semblables à des dangers mortels qu'ils n'ont aucun moyen de prévoir ni de prévenir, aucun moyen sûr d'enrayer quand ils se produisent ? Certainement on n'aurait pas assez de blâme contre eux, et ils seraient l'objet d'une réprobation générale.

Voilà pourtant, voilà exactement le cas du chloroforme ; telle a été, telle est encore de tous points son histoire. M. Mascarel représentait une portion notable du corps médical justement ému des dangers inhérents à ses inhalations, lorsqu'il posa (17 mai 1853) cette grave question à l'Académie de médecine : « S'il n'existe pas de préceptes certains pour éviter les accidents de mort avec le chloroforme, quel doit être le rôle du médecin envers les malades, la société et la loi ? » Pour les fauteurs exclusifs de cette méthode, la question était fort embarrassante : il n'y avait qu'une seule réponse possible ; mais c'eût été se démentir, et on ne voulut pas la faire. Avec quel art ne sut-on pas tourner autour de la difficulté, sans la trancher en réalité ! Il est curieux de voir à combien de subtilités et d'échappatoires on eut recours, non toutefois sans tomber dans quelques contradictions ! On dit d'une part : « malgré les catastrophes dont le chloroforme a « été la cause, son emploi est maintenant une nécessité dans la pra- « tique chirurgicale. » Nous, nous ne concevrions guère cette *nécessité* qu'autant qu'il n'y aurait pas d'autre anesthésique ; et encore devrait-on peut-être continuer alors à opérer plutôt comme on opérait

avant 1847. D'autre part on fait cet aveu : « Si le chloroforme est
« un bienfait pour l'humanité qu'il soustrait à la douleur, il est
« certainement pour la chirurgie une source de préoccupations et de
« difficultés. » Ce n'est pas tout : « ce qu'on ne pouvait prévoir,
« c'est que la mort ait lieu d'une manière soudaine, imprévue,
« comme par une espèce de sidération, sans qu'on puisse arrêter
« la marche des accidents ou en conjurer la terminaison funeste. »
Tout cela n'est que trop vrai ; on ajoute encore : « aussi le chirurgien
« prudent devra toujours avoir devant les yeux cette terrible éven-
« tualité. » Voilà certes un singulier plaidoyer en faveur du chloroforme ; c'est bien plutôt un réquisitoire contre lui. Après cela il y a
lieu de s'étonner qu'on se croie en droit de conclure : « c'est en s'en-
« tourant de toutes les précautions que la prudence réclame, qu'on
« pourra mettre à l'abri sa responsabilité vis-à-vis de la société. »
Vis-à-vis de la loi, c'est possible ; mais, pour éviter le Code pénal, on
n'évite pas la mort, et c'était là l'essentiel pour le patient et pour
l'opérateur ; nous savons ce que valent toutes ces précautions qui ne
préviennent rien avec certitude. Car enfin, quelque minime que
puisse être la proportion des malheurs imputables au chloroforme eu
égard au nombre des circonstances où l'on a recours à cet anesthésique, qu'importe au malheureux qui en est victime ? Ce chiffre fatal
est tout pour lui ; ce doit être tout aussi pour le chirurgien qui a
toujours à craindre d'être la cause ou le témoin de ce triste dé-
noûment, et d'avoir à en répondre ; ce serait vouloir se payer de
mots que de faire fonds sur les règles soi-disant prophylactiques de la
science. L'homme de l'art qui, malgré le nombre toujours croissant
des catastrophes, s'obstine à nier l'urgence d'une réforme radicale
et croit nous opposer une fin de non-recevoir sans réplique en allé-
guant qu'il ne lui est jamais arrivé aucun malheur, ressemble de la
plus sotte façon au voyageur malavisé qui viendrait aujourd'hui nier
l'utilité des améliorations pour donner pleine sécurité sur les che-
mins de fer, ou des mesures de police pour assurer les grandes
routes contre les agressions des malfaiteurs, et qui s'imaginerait que

la raison et la justice président à son opposition sous le singulier prétexte qu'il ne lui serait jamais arrivé aucun accident. Qu'on ne se
fasse pas illusion ! Dans l'état actuel de l'anesthésie, il n'y a qu'un
seul moyen de se mettre complètement à l'abri de la justice, d'être
irréprochable vis-à-vis des malades et de la société entière, et par
dessus tout de se tenir en paix avec sa propre conscience (6), c'est
d'abandonner désormais un agent dangereux dont on ne peut jamais
être parfaitement sûr, puisque, de l'aveu de MM. Sédillot, Robert,
Baudens, Ricord, A. Forget, etc., il fait poser cette redoutable
question de vie et de mort, chaque fois qu'on s'en sert.

Peut-être qu'à l'instant même où j'écris, quelque victime nouvelle
succombe, laissant un témoignage accusateur de plus contre le chloroforme. Hier, étant encore sous l'impression du sinistre récent de
la clinique de Berlin (Voy. obs. 16. — *Gaz. méd.* Lyon, 16 mai 1866),
hier je lisais dans l'*Union médicale* (5 juin 1866) le récit d'une autre
catastrophe :

Obs. 39. Mistriss Lister, accompagnée d'une amie, se présente
chez M. Slack, dentiste à Philadelphie, pour se faire extraire une
dent. Le dentiste lui propose le gaz hilariant ; elle refuse et veut être
chloroformisée, disant qu'elle avait l'habitude du chloroforme. Après
quelques inhalations, elle expire. Une enquête judiciaire a lieu ; le

---

(6) M. Chassaignac a très-bien peint la chose ; il a beau s'élever ensuite contre
les conséquences du fait et le nier lui-même ; son tableau n'en reste pas moins la
fidèle expression de la vérité : « je rentre dans mon service d'hôpital, je retourne
auprès de mes malades.... J'y retourne poursuivi par un sentiment de défiance et
d'inquiétude. Je ne puis me soustraire au souvenir de ces paroles fatales, que *je
vais poser la question de vie ou de mort*, que je suis menacé par un *quid igno-
tum*.... En face de chaque malade que je vais anesthésier, je me dis : il y va de la
vie de cet homme ; et je sais, toujours d'après M. Robert, que si la chance tourne
mal, l'art ne me donne aucun moyen d'enrayer les accidents. — Cette situation
est intolérable ; elle ne nous laisse aucune sécurité, elle met chaque jour en question, et sur un coup de dés, notre repos, notre réputation ; elle porte le trouble
dans les âmes les plus fermes, dans les consciences les mieux éprouvées. » (*Soc.
de chirurg.*, 29 juin 1853).

témoignage de l'amie a pu seul sauver le dentiste d'une condamnation.

Demain, demain peut-être, il nous faudra apprendre encore quelque autre malheur analogue ; car avec le chloroforme les faits de ce genre ne cesseront point de se reproduire (7). Rien, disons-le une dernière fois, rien ne doit mieux faire comprendre qu'il est temps d'en finir avec une méthode aussi meurtrière, et ne saurait mieux démontrer l'urgence de la réforme radicale qui seule pourra clore enfin une ère aussi lamentable.

---

(7) M. Diday écrit dans la *Gazette médicale de Lyon* (1er juillet 1866) : « à « propos d'une nouvelle victime du chloroforme, frappée il y a quelques jours en « Amérique, — on annonce la formation d'une agence créée dans le but de pour- « suivre les auteurs de ces méfaits, jusqu'à présent aussi remarquables par leur « impunité que par *leur nombre croissant*. »

Puisse le corps médical, pour ôter tout prétexte aux immixtions toujours fâcheuses de la justice, opérer de lui-même la réforme qui seule peut sûrement le mettre à l'abri des poursuites judiciaires, afin de ne pas donner au monde le triste spectacle de la médecine condamnée à s'asseoir à côté des malfaiteurs, sur les bancs de la police correctionnelle, ou même devant les tribunaux criminels !

(Lu à l'Académie des Sciences, Belles-Lettres et Arts de Lyon, les 29 mai, 5 et 19 juin, et 10 juillet 1866).

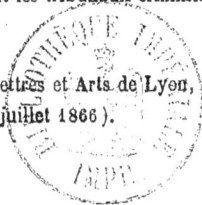

Lyon. — Imp. Pinier, rue Tupin, 31 -

www.ingramcontent.com/pod-product-compliance
Lightning Source LLC
Chambersburg PA
CBHW060458210326
41520CB00015B/4008